LAS EXPERIENCIAS DE LAS MUJERES EMBARAZADAS EN RELACIÓN CON LA ASISTENCIA AL PARTO DE MÍNIMA INTERVENCIÓN.

REVISION DE LA LITERATURA.

Alba García Maceiras

Fecha de primera impresión: 2017

ISBN 978-0-244-63475-9

Publicado por Lulu.com en español

ÍNDICE

"Lo viejo se resiste a morir
Y lo nuevo no termina de nacer"
Antonio Gramsci

Agradecimientos

A mi madre, por apoyarme moralmente durante todo el proceso; a mi tutora, por su esfuerzo y dedicación en un momento en el que parecía imposible dar más de sí; a mis compañeros, por ayudarme con mis dudas y aconsejarme lo mejor que han podido.

Alba García Maceiras

Resumen

Introducción Pese a que los avances tecnológicos en el campo de la obstetricia pueden ofrecer mayor seguridad, están llevando a una estandarización y deshumanización del proceso de parto ligada a un intervencionismo, muchas veces innecesario.

El **objetivo** del presente estudio consiste en realizar una revisión bibliográfica cualitativa que nos acerque a las experiencias de las mujeres embarazadas en relación con la asistencia al parto de mínima intervención, para establecer una serie recomendaciones para la práctica clínica.

Material y métodos Se realizó una la búsqueda bibliográfica empleando las palabras clave "parto de mínima intervención", "investigación cualitativa" y "experiencia" en las bases de datos electrónicas PubMed, CuidenPlus, Cinhal y en la biblioteca Cochrane Plus, recatando 31 artículos a texto completo que cumplían con los criterios de inclusión, escogiendo, según la parrilla CASPe, los 5 más adecuados para su posterior análisis.

Resultados. El evento del parto debe ser humanizado y tratado como un evento natural, y no patológico. Para ello, factores como asistir a clases prenatales, establecer una relación terapéutica con la matrona basada en la empatía y el apoyo, ser informada durante todo el proceso, participar en la toma de decisiones, que se favorezca un entorno acogedor que pueda ser manipulado por la mujer, la presencia de un acompañante de su elección, y respetar el derecho de la mujer a cambiar de opinión, favorecen la humanización del parto a través de la promoción de un parto saludable, cuyas intervenciones estén dirigidas a aumentar la sensación de control, el empoderamiento, autonomía y en definitiva, la satisfacción de la mujer.

Palabras clave: matrona, parto de mínima intervención, investigación cualitativa, experiencia de parto.

Abstract

Introduction. Despite the fact that technological advances in the field of obstetrics can provide better security, they are leading to standardization and dehumanization of the birthing process, linked to an intervention often unnecessary.

Objective. The aim of this study is to perform a qualitative literature review to approach the experiences of pregnant women in relation to childbirth assistance minimal intervention, to establish a set practice applications.

Methods. A literature search was conducted using the keywords childbirth, research, and qualitative, in the electronic databases PubMed, CuidenPlus, Cinhal, and also in the Cochrane library, recovering 31 full-text articles that met the inclusion criteria, choosing, according to the scheme CASPe, the 5 most suitable for further analysis.

Results. Childbirth should be humanized and treated as a natural event instead of a pathological one. To do this, factors such as attending prenatal classes, establishing a therapeutic relationship with the midwife based on empathy and support, being informed throughout the whole process, participating in making decisions, favoring a welcoming environment that can be manipulated by women, the presence of a companion of their choice, and respecting women's right to change their minds, favor humanization of labor through the promotion of a healthy birth, whose interventions are designed to increase the sense of control, empowerment, autonomy and, last but not least, woman's satisfaction.

Keywords: midwife, natural childbirth, qualitative research, birth experience.

Introducción:

El objetivo del presente estudio consiste en realizar una revisión bibliográfica a partir de evidencia cualitativa, que nos acerque a las experiencias de las mujeres embarazadas en relación con la asistencia al parto de mínima intervención (pregunta clínica reflejada en la tabla 1).

Tabla 1 Pregunta formato PICOE/PS[1]

P	I/S	C	O	E
Mujeres embarazadas	Asistencia al parto de mínima intervención	-	Conocer la experiencia	Evidencia cualitativa

Se entiende por parto de mínima intervención aquel parto en el que la embarazada no posee antecedentes médicos de interés y el embarazo actual transcurre sin contratiempos, por lo que es considerado de bajo riesgo, siendo asistido por un profesional de la salud cualificado (matrona u obstetra) y que resulte en un parto espontáneo, sin emplear procedimientos que alteren la fisiología del mismo, y manteniendo un enfoque holístico, siempre y cuando la situación así lo permita(2). Un parto de mínima intervención puede darse en el ámbito hospitalario, a través de alternativas naturales que, aunque puedan parecer novedosas, tienen un largo desarrollo a sus espaldas, siendo ejemplos de ello parir en cuclillas, deambular antes del alumbramiento, emplear pelotas suizas, o parir en el agua(3). Esta última es una práctica introducida por Igor Charkovsky (obstetra ruso) en los años 60, muy desarrollada en países como Los Países Bajos, donde la tasa anual de partos en el agua alcanza el 30%(4), pero en fase inicial en otros países, como en España, donde tan sólo hay un par de clínicas y hospitales dedicándose a ello(5).

Desde mediados del siglo XX, la mayoría de las mujeres han dado a luz en hospitales, siendo la mayoría de partos de bajo riesgo atendidos por matronas, y los de alto riesgo por obstetras. Se abandona así el soporte continuo que se recibía en el hogar y se pasa al empleo de los avances tecnológicos en el campo de la obstetricia, que pese a ofrecer mayor seguridad frente a situaciones adversas, lleva poco a poco, a una deshumanización y excesiva estandarización de los cuidados, debido, en gran medida, a que las matronas pasan un mayor tiempo controlando monitores en lugar de acompañar a la mujer, que permanece acompañada por una persona de su elección(6). Se invisibiliza así a la mujer, mermando su autonomía durante el proceso de parto a través del establecimiento de rutinas de trabajo que agilizan los procesos, transformando el parto en un proceso mecanizado e innatural, dando lugar al temor por parte de las parturientas a encontrarse en un ambiente semiquirúrgico, rodeadas de aparatos que no entienden(7,8) (ver tabla 2). Esto rápidamente se vio acentuado por el aumento de técnicas invasivas innecesarias en el parto, tratando a todas las embarazadas como si fueran de alto riesgo, y elevando también las tasas de cesárea, una técnica que, realizada sin indicación médica, lejos de ofrecer ventajas con respecto al parto vaginal, posee una morbilidad asociada 6 veces superior(8-11) y eleva los costes(9,11).

Tabla 2. Comparativa de elaboración propia a partir de los datos de este estudio

MODELO DE PARTO TRADICIONAL	VVS	MODELO DE PARTO DE MÍNIMA INTERVENCIÓN
Parto = experiencia peligrosa y dolorosa		Parto = experiencia segura, excitante y empoderante
Enfoque tecnológico centrado en el intervencionismo y la medicalización:		Enfoque natural centrado en el cuidado holístico:
- Se busca detectar anormalidades		- Se busca la función normal
- Homogéneo y despersonalizado		
- Intervención como clave para mejorar la atención a la maternidad		- Heterogéneo e individualizado

- Objetivo: finalizar el parto con un bebé sano	- Educación a la embarazada como clave para mejorar la atención a la maternidad - Objetivo: preservar el bienestar del binomio madre-hijo
Círculo vicioso: miedo-tensión-dolor	Se rompe el círculo vicioso actuando sobre los 3 elementos
Ambiente: - Frío, intimidante (quirófano) - Falta de privacidad. Desconoce al personal: la inhibe y distrae, aumenta ansiedad y miedo, inhibiendo el trabajo de parto - Tiempo-dependiente - No ofrece alternativas u opciones	Ambiente: - Cálido - Privacidad. El personal se presenta y establece una relación, aumenta la comodidad y fomenta el trabajo de parto - Sin prisas - Incluye material opcional (pelotas suizas, bañera…)
Acompañante: - Elegido por la mujer - Invisible en el contexto - Al margen de la situación, no se le involucra	Acompañante: - Elegido por la mujer - Con un espacio asignado al lado de la mujer en todo momento - Con un papel que desempeñar, integrado e involucrado en el proceso de parto
Matronas con menor autonomía: - Relación matrona-embarazada centrada en el intervencionismo - Aumento del temor y soledad - Permanecen expectantes >> aumenta su vulnerabilidad >> se fomenta el rol de paciente - Incertidumbre durante el proceso	Matronas con mayor autonomía: - Relación de confianza matrona-embarazada centrada en el cuidado - Aumento del empoderamiento - Permanecen activas >> aumenta su confianza >> se fomenta un rol activo - Conoce el estado del proceso
No toma clases de preparación al parto: - Pasiva, la mujer delega la toma de decisiones en los profesionales de la salud, se conforma - Sus expectativas pueden no ser	Si toma clases prenatales: - Empoderada, la mujer está informada y capacitada para participar en la toma de decisiones

realistas
- Siente miedo ante lo desconocido
- No se entrega de plan de parto: se desconocen las preferencias de la madre

- Sus expectativas han sido reajustadas para ser realistas.
- Disminuye su miedo, aumenta su confianza. Se enseñan técnicas de relajación y respiración
- Si entrega del plan de parto: se conocen las preferencias de la madre

Opciones:
- Parto vaginal no instrumentalizado
- Parto vaginal instrumentalizado
- Cesárea

Opciones:
- Parto vaginal no instrumentalizado
- Parto vaginal instrumentalizado
- Cesárea
- Parto en el agua
- Parto en casa
- Parto en clínica

Aunque la OMS afirma que el número de cesáreas no debería superar el 15% de los partos, la continua elevación de las tasas de cesáreas en España se aleja de la teoría (Figura 1). Este hecho llevó a que en el 2007, el Ministerio de Sanidad y Consumo español elaborase la "Estrategia de atención al parto normal" (EAPN). Con esta guía se pretendía impulsar un profundo cambio en el modelo de atención al parto que, basado en la evidencia científica del momento, contemplase todas las necesidades de la parturienta, respetando su autonomía, proporcionando cuidados holísticos y manteniendo el transcurso del parto de manera fisiológica, con el mínimo intervencionismo posible.

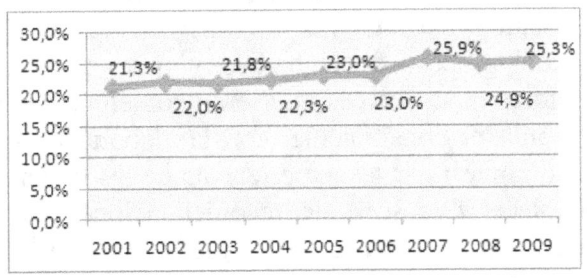

Figura 1. Evolución porcentual de la tasa de cesáreas en España desde 2001 a 2009. Elaboración propia con datos del Conjunto Mínimo Básico de Datos (CMBD)

Tras un aumento paulatino de las tasas de cesárea en España, en el 2011, el porcentaje de cesáreas fue del 26%, y en la Comunidad de Madrid se situó en el 27% (INE 2011). La concienciación actual de la sociedad con respecto a la deshumanización del parto ha llevado a la creación de documentos como el EAPN, anteriormente descrito, y la creación de protocolos hospitalarios que abogan por el parto de mínima intervención y la promoción de la lactancia materna, reconociendo la importancia de la participación de la mujer en la toma de decisiones, destacando el esfuerzo que muchos hospitales están realizando en los últimos años por mejorar su calidad asistencial en la atención al parto, rebajando el índice de cesáreas (como es el ejemplo del hospital de Fuenlabrada, con un índice del 15,98%), o formando parte de la iniciativa de la OMS y UNICEF para la humanización de la asistencia al nacimiento y a la lactancia llamada *Iniciativa Hospital Amigo de los Niños* (IHAN).

Sin embargo, a pesar de estas medidas, las cifras siguen lejos del ideal propuesto por la OMS, estimándose además que entre el 10 y el 20% de mujeres presenta miedo al parto, y que las experiencias de parto referidas como traumáticas pueden tener consecuencias debilitantes, siendo asociadas a negativos resultados emocionales y psicológicos(12). Por lo que una vez contempladas estas cifras, lo único que parece faltar es conocer las opiniones de las mujeres con respecto a este fisiológico, pero también psicológico evento, y cuáles son sus experiencias, teniendo en cuenta que pese a las altas expectativas con las que parten, la satisfacción derivada del proceso de embarazo y parto tiene su origen en diversos factores modificables que serán contemplados a lo largo de esta revisión. Por consiguiente, con la elaboración de esta revisión se pretende investigar las experiencias de las mujeres en el parto para establecer una serie de recomendaciones cuyo objetivo final sea que los profesionales de la salud dispongan de ellas para alentarlas a considerar un parto de mínima intervención desde el inicio del embarazo, y que sean capaces de proveerlo a través de sistemas de cuidados que reduzcan el intervencionismo intraparto.

Material y Métodos

Para la realización de éste artículo, se empleó el modelo propuesto por "Enfermería basada en la evidencia"(2,13) que consiste en la aplicación de información basada en la evidencia científica (validada y relevante) en la toma de decisiones de enfermería, teniendo en cuenta el contexto de los pacientes. Este modelo, propone formular la pregunta de indagación empleando el formato PICO (tal y como veíamos en la tabla 1), recolectar la evidencia disponible sobre el tema y realizar una lectura crítica de los estudios más relevantes según, en este caso, el esquema propuesto por CASPe (Programa de Habilidades de Lectura Crítica)(14,15), con la finalidad de realizar una evaluación de calidad para prevenir la inclusión de estudios con graves errores metodológicos, y para facilitar la posterior extracción de conclusiones.

Para acceder a la evidencia en relación a la pregunta de indagación, se realizó una búsqueda bibliográfica en diciembre del 2012, en las bases de datos PubMed, CuidenPlus, Cinhal, y en la biblioteca Cochrane Plus. Se emplearon los términos descritos en la tabla 3 con todas las combinaciones de búsqueda posibles, siendo las ecuaciones más productivas aquellas reflejadas en la tabla 4. Se excluyeron artículos publicados antes del año 2000 y que estuvieran escritos en un idioma diferente al español, italiano, portugués o inglés.

Tabla 3 Términos empleados en la búsqueda bibliográfica

Términos libres	Sinónimos	PubMed	CuidenPlus	Cinhal
(PICOE)		Mesh	Decs	Cinhal headings
Embarazada	Mujeres embarazadas Embarazo	Pregnancy	Mujeres embarazadas	Pregnancy Pregnancy care Attitude to Pregnancy
Parto	Proceso de parto Asistencia al parto Parto eutócico Parto natural Parto mínima intervención Parto en casa Parto en el agua	Labor pain Home childbirth Natural childbirth Parturition	Parto Paro en el agua Parto eutócico Parto humanizado Parto natural Parto vaginal Dolor de parto	Childbirth Labor Home childbirth Alternative birth methods Waterbirth Labor pain decision making
Experiencia	Estudios cualitativos Evidencia cualitativa Toma de decisiones Satisfacción	Qualitative research Decision making Patient satisfaction	Análisis cualitativo Cualitativo Satisfacción del paciente	Qualitative studies Grounded studies Naturalistic inquiry Phonomenological research Patient Satisfaction

Tabla 4 Ecuaciones de búsqueda

PubMed	CuidenPlus	Cinhal	Cochrane
("Parturition"[Mesh] OR "Home Childbirth"[Mesh] OR "Natural Childbirth"[Mesh]) AND "Qualitative Research"[Mesh] ("Natural childbirth") AND ("qualitative research")	("mujeres embarazadas") AND ("cualitativo") ("parto")AND("cualitativo")	Boolean/Phrase: Qualitative studies AND Childbirth	Childbirth and support
	Filtros activos: 2000 < fecha > 2013		
Limiters - Date of Publication from: 20000101-20121231 Search modes - Boolean/Phrase		Limiters Remove: Published Date from: 20000101-20131231	* (términos libres)

Tras la búsqueda inicial en PubMed, se hallaron tan sólo 6 resultados, 3 de los cuales eran significativos para este estudio y fueron abordados por búsqueda inversa a través del apartado "related citations", descubriendo 413 resultados. Se leyó el abstract de las 80 referencias más destacadas, considerando significativamente importantes 55 de ellas, aunque tan sólo se pudieron rescatar a texto completo 24 artículos.

A través de una búsqueda inicial en la base de datos CuidenPlus, se hallaron 155 resultados. Tras leer el título de todos ellos, se seleccionaron 23 referencias, considerando significativas tras la lectura de sus resúmenes 13, pudiendo rescatar un total de 6 artículos.

En la base de datos Cinhal, se hallaron 478 resultados tras la búsqueda inicial, leyendo los resúmenes de las primeras 60 referencias, considerando relevantes 11 y consiguiendo rescatar un total de 6 artículos.

En la biblioteca Cochrane Plus se encontraron 145 resultados. Tras la lectura de sus títulos, se extrajo una revisión sistemática relevante.

Tras eliminar duplicados, se rescataron 31 artículos a texto completo. Se realizó una lectura crítica de todos ellos según el esquema CASPe para evaluar su calidad, y se seleccionaron los 5 artículos de mayor relevancia y calidad para su posterior incorporación al estudio.

Resultados

A continuación se describen de manera resumida el diseño y resultados de los 5 estudios incluidos en la revisión, tras haber empleado la parrilla de lectura crítica para estudios originales y revisiones sistemáticas cualitativas propuestas por CASPe (ver anexos 1,2,3,4,5).

Autor, Año, Lugar	MC*	Contexto clínico	P**	(n)***	Tipo de parto
Wu, Chung (2003); Taiwán	Fenomenología	Clínica pública especializada en partos en el agua	Matrona	n:9 44% primíparas	Parto en el agua
Hannah G, Lesley M, Caroline S.E (2008); Australia	Teoría fundamentada	Parto en casa, hospital y clínica	Matrona	n: 19 89% primíparas	Parto de mínima intervención
Janssen, Henderson, Vedam (2009); Canadá	Descripción interpretativa	Parto en casa	Matrona	n:559 46% primíparas	Parto de mínima intervención
Cipolletta, Balasso (2011); Italia	Teoría fundamentada	Hospital	Matrona	n: 20 primíparas	Parto de mínima intervención
Walsh, Devane (2012) USA	Metasíntesis	Clínica y hospital	Matrona	n: 247 (9 matronas)	Parto de mínima intervención

*MC: metodología cualitativa empleada en el estudio
**P: profesional que asiste al parto
***(n): muestra de mujeres

Tabla 5. Artículos originales incluidos

En Taiwán, donde en un periodo de 4 años tan sólo se registraron 30 partos en el agua, (pese a estar incluido en el presupuesto del SNS), Chia-Jung Wu y Ue-lin Chung(16) realizaron un estudio fenomenológico para averiguar por qué las madres eligieron dar a luz en el agua. Con una muestra de 9 mujeres que habían dado a luz en la única clínica dedicada a este proceso en Taiwán, se realizaron entrevistas individuales abiertas, grabadas y transcritas. Siguiendo los 5 pasos de Giorgi (1997) y empleando los 4 indicadores de calidad propuestos por Lincol y Guba (1985), los datos fueron analizados de forma paralela por el entrevistador/investigador y un estudiante licenciado con similares estudios, poniendo en común ambos análisis para impedir interpretaciones subjetivas de los datos. Tras alcanzar la saturación de datos, los resultados muestran que las mujeres querían tener autonomía en su embarazo, algo que les era arrebatado con las prácticas obstétricas disponibles en su entorno. Por ello, buscaron información de métodos alternativos, encontrando que el parto en el agua aumenta su autonomía, ya que pueden cambiar de postura, estar acompañadas por sus familias y vivir un parto de mínima intervención, peticiones que no se podían cumplir en los hospitales en Taiwán. Atendidas por matronas, apreciaron su conocimiento, habilidades, entusiasmo y experiencia, sintiéndose tratadas como a iguales, y tomando parte en la toma de decisiones.

Con la intención de aumentar la sensibilización y proporcionar los servicios adecuados a las embarazadas, en Australia, Hannah G, Lesley M y Caroline S.E(17), emplearon la teoría fundamentada para explicar los patrones comunes de la experiencia de las primerizas en diferentes escenarios, y cómo influye el cuidado ofrecido por las matronas. 19 mujeres (17 primerizas) con parto vaginal no instrumentalizado, fueron captadas por sus matronas. Se realizaron entrevistas individuales abiertas, grabadas y transcritas, analizadas según los pasos descritos por Strauss y Corbin (1997) hasta alcanzar la saturación de datos. Los resultados de este estudio demuestran que aunque las experiencias sean diferentes dependiendo del lugar de parto, se asemejan en la reacción ante lo "desconocido", donde depende de la experiencia de cada mujer, que se reajusten sus expectativas y se elijan diferentes niveles de responsabilidad. Las mujeres que dieron a luz en casa, acudieron a clases de preparación al parto y establecieron una relación de confianza con su matrona, familiarizándose con lo "desconocido", aumentando su nivel de información, confianza y empoderamiento, tomando decisiones informadas y disminuyendo su nivel de miedo, que era más elevado en el resto de mujeres. Durante el parto, valoraron positivamente el apoyo continuo pero silente basado en la transferencia de conocimientos, en contraste con la conducta directiva e intrusiva referenciada en el hospital, dominada por la falta de comunicación y apoyo, y el empleo de protocolos que llevan a la instrumentalización o medicalización del parto, aumentando la angustia y soledad de las mujeres.

En la Columbia Británica, Patricia A. Janssen et al(18), llevaron a cabo un estudio cualitativo descriptivo interpretativo con el objetivo de explorar las experiencias de las mujeres durante el proceso de parto en casa, asistidas por una matrona. Para ello, se entregaron cuestionarios abiertos a todas las matronas registradas (60 aproximadamente) quienes los entregaron a las mujeres que planearon el parto en casa. La tasa de participación total fue del 63,7% (n559). En dicho cuestionario, se les pedía que comentasen los aspectos negativos y positivos de su experiencia de parto. Para categorizar y analizar los datos, dos investigadores emplearon una adaptación de la descripción interpretativa (Thorne S, 2004), con el objetivo de descubrir el significado subyacente de las experiencias. Posteriormente, los datos fueron validados por un tercer investigador. A excepción de un 1,7%, las mujeres refirieron experiencias positivas debido a la mayor accesibilidad y menor limitación de tiempo en la atención con la matrona en comparación con el obstetra, destacando la confianza depositada en las matronas, en un medio en el que sólo atienden el 6% de partos. De entre los resultados, destaca que el apoyo emocional y la información recibida por parte de las matronas las empoderó y fue decisivo para que participaran activamente en la toma de decisiones. Describen la importancia de los cuidados holísticos centrados en la familia, y una mínima intervención durante el proceso de parto, facilitando el proceso de relajación.

Con el objetivo de descubrir las vivencias de las primerizas sobre la experiencia de parto, Cipolletta y Balasso(19) emplearon la teoría fundamentada para realizar un estudio cualitativo, seleccionando 20 primerizas con parto espontáneo en el hospital. Se realizaron entrevistas semi-estructuradas durante el postparto mediato, grabadas, transcritas y analizadas basándose en un enfoque en el que combinaron un análisis temático con una comparación constante (Flaser y Strauss, 1967 y Strauss y Corbin, 1998) hasta alcanzar la saturación de datos. Como resultados, cabe destacar que, pese a haber acudido a una clase prenatal, las mujeres refirieron no tener expectativas prefijadas, y por ello, desconocedoras de la dinámica a seguir, no tomaron parte activa en el proceso de parto, renunciando al control sobre su cuerpo, delegando la responsabilidad y la toma de decisiones en el equipo multidisciplinar, y aceptando automáticamente la medicalización del parto, sin preguntar el por qué de las acciones (inducción al parto). Refirieron la importancia del rol de la matrona como soporte durante el parto. El mobiliario disponible en el hospital en el que se desarrolló el estudio (habitaciones de colores, camas espaciosas y accesorios como pelotas suizas, taburetes, bañera para parir en el agua...) recibió positivas calificaciones por parte de las mujeres, ya que destacaron la importancia de vivir la experiencia en un lugar dinámico, que ofrece diferentes opciones, en contraste con la clásica sala de hospital que no ofrece más que una cama, sin la oportunidad de barajar diferentes tipos de parto.

Por último, Walsh y Devane(20) realizaron una metasíntesis con el objetivo de estudiar por qué las mujeres con un embarazo de bajo riesgo experimentan menos intervenciones bajo la atención de una matrona. Realizaron una búsqueda bibliográfica de artículos escritos en inglés, en las bases de datos MIDIRS, ASSIA, MEDLINE, CINAHL, BNI, AMED y EMBASE, incluyendo estudios cualitativos que describieran el cuidado dirigido por la matrona intraparto, terminados o publicados entre 1980 y 2010. Tras aplicar los criterios de inclusión y exclusión, rescatar los artículos a texto completo, leerlos con detenimiento, y evaluar su calidad siguiendo los pasos propuestos por Downe et al (2007), trabajaron aquellos artículos cuya credibilidad, transferibilidad, confianza y confirmabilidad fueran elevadas, permaneciendo un total de 11 artículos. Tras alcanzar la saturación de datos, se infiere que la reducción de intervenciones lograda en unidades lideradas por matronas tiene su justificación en el empoderamiento y autonomía, que se reconoce y potencia en la mujer, mediada principalmente a través del establecimiento de una relación terapéutica, empática y de apoyo, dando un trato individualizado y "sin prisas", favoreciendo la privacidad en un entorno adaptado a las necesidades de la madre. Refieren un choque de modelos y de cultura entre los diferentes escenarios con respecto a un parto de bajo riesgo, ya que los estudios critican el nacimiento institucionalizado en hospitales, en los que el umbral de intervenciones es más bajo por la presión por "sacar adelante"el trabajo de parto, y la hegemonía profesional que despoja a la mujer de su dignidad, autonomía y empoderamiento.

Discusión

Limitaciones metodológicas

Pese a haber seleccionado los artículos con mayor calidad tras ser analizados mediante la parrilla CASPe, tanto en esta revisión, como en los estudios analizados en ella, se han encontrado varias limitaciones.

Una característica típica de los estudios cualitativos es el empleo de pequeñas muestras que permitan analizar en detalle los datos recogidos, constituyendo una de sus limitaciones principales. No obstante, los estudios analizados alcanzan la saturación de datos, reduciendo esta limitación y añadiendo calidad a los artículos. Sin embargo, justamente el estudio que incluye una muestra grande y heterogénea(18), tiene como contrapartida la anonimidad de los datos recogidos, imposibilitando su verificación, comparación o atribución de los resultados. Además, este estudio presenta como limitación metodológica el empleo de cuestionarios que, aunque abiertos, no representan una técnica de recogida de datos cualitativa.

Salvo en uno de los estudios analizados(20), los investigadores no han reflexionado sobre la importancia que sus ideas previas podrían tener en la investigación, y por lo tanto, no hay una completa transparencia al respecto, desconociendo hasta qué punto los resultados se ven influenciados por la subjetividad o intereses particulares de los investigadores.

Con respecto a la metasíntesis(20), está limitada por sólo englobar estudios escritos en inglés, y no realizar un seguimiento de las referencias encontradas, pudiendo perder en ello artículos relevantes.

En cuanto a las limitaciones de la presente revisión, destaca haber excluido estudios que no estuvieran escritos en inglés, italiano, portugués o español, así como no haber podido acceder a los textos completos de gran cantidad de artículos, entre los que se incluían varios desarrollados en España, que por contexto, serían los más indicados para obtener resultados extrapolables a la población.

Recomendaciones para la práctica clínica extraídas de la revisión

A continuación se analiza la importancia que ciertos aspectos comunes de los estudios analizados, tienen en la experiencia de parto.

Plan de parto y nacimiento

Las mujeres plasman la importancia de ver sus deseos y expectativas respetados. En España, el Ministerio de Sanidad, Política Social e Igualdad desarrolló el documento *Plan de parto y nacimiento(21)* con el objetivo de ser entregado a las mujeres embarazadas para que éstas plasmasen en él sus preferencias, y así poder ser respetadas siempre que la situación lo permita. Nuestra recomendación aboga por la entrega sistemática de este tipo de recursos, para monitorizar los deseos y preferencias de las mujeres embarazadas de cara a la individualización de su proceso de parto.

Clases prenatales

Como se ha plasmado en el apartado de resultados, durante el proceso de embarazo y en el momento de parto, las mujeres refieren enfrentarse a lo desconocido, con mayor incidencia en las primíparas, lo que se constata como motivo principal por el que renuncian al control sobre el proceso, delegando la toma de decisiones y la responsabilidad en el equipo multidisciplinar, sintiendo miedo y ansiedad durante todo el proceso. Los estudios respaldan que las mujeres no están suficientemente informadas, y que la falta de tiempo que los profesionales refieren en los hospitales, impide en muchos casos que mujeres y matronas desarrollen una buena relación terapéutica. Por ello, destacan que es esencial proporcionar información de actualidad y suficiente, para que las mujeres sean capaces de reajustar sus expectativas y que adopten un nivel de responsabilidad con el que se sientan cómodas, permitiendo así su participación en la toma de decisiones.

Los resultados sitúan a las **clases prenatales** como el mejor medio para promover el conocimiento crítico e intercambiar experiencias que ayuden a trabajar el miedo al parto, incidiendo en la participación de primíparas para evitar que desconozcan el proceso y los procedimientos llevados a cabo, reajustando así sus expectativas. Además, las clases prenatales representan un ambiente idóneo para enseñar técnicas de relajación, que desarrolladas correctamente, han demostrado eficacia en relación con el bienestar durante el parto(11,22).

En base a esto, se propone seguir potenciando, al margen de los contenidos básicos de preparación al parto, contenidos más avanzados que hagan referencia a las diferentes opciones de gestión del proceso de parto desde la perspectiva de mínima intervención, formando, específicamente, a aquellas mujeres que puedan estar menos familiarizadas con el proceso (primerizas) o que hayan tenido experiencias negativas previas.

Informar sobre las alternativas de parto

Los resultados infieren que los métodos de parto de mínima intervención favorecen el empoderamiento y autonomía maternos, facilitando la participación en el proceso y en la toma de decisiones. En comparación con el parto planificado en el hospital atendido por una matrona u obstetra, el parto planificado en casa se asocia a reducidas tasas de intervenciones obstétricas (epidural, episiotomía, cesáreas, partos vaginales instrumentalizados) y de menores resultados maternos adversos (infección, placenta retenida...), como se ha podido respaldar con otros estudios(7,12,23-25). Uno de los autores(16) incide en el descontento de las embarazadas con respecto a las prácticas obstétricas habituales, recomendando el parto en el agua como modo alternativo de dar a luz, ya que facilita el trabajo de parto, lo acorta, disminuye la necesidad de analgesia y las tasas de episiotomía, hay menos pérdida de sangre y un mayor grado de satisfacción.

Por ello se insta a contemplar con la embarazada todos los métodos disponibles para dar a luz en su entorno, fomentando el uso del derecho de libre elección sanitaria en Atención Especializada de los ciudadanos de la Comunidad de Madrid(26,27), para que su embarazo transcurra en el lugar que mejor se adapte a sus exigencias y expectativas.

Manejo del dolor

El dolor durante el parto es un fenómeno complejo que puede afectar negativamente a la experiencia global. Uno de los estudios(17) muestra que la reacción de las mujeres ante el dolor depende de su nivel de preparación, control, y el apoyo, comunicación e información percibidos. En uno de los estudios centrados en el parto en casa(18), sólo un 1,3% acudió al hospital para aliviar el dolor, infiriendo que puede deberse a que las mujeres que van a parir en casa reciben más educación para la salud, enseñándolas a considerar el dolor como un trampolín hacia un parto natural, que hay que dominar en vez de aliviar, disfrutando de él, concibiéndolo como una experiencia bonita y única, con una sensación final de control y logro. Por otra parte, otras experiencias(17) reflejan que cuando no se ofrecen diferentes opciones personalizadas para enfrentarse al dolor, o cuando hay un desconocimiento del proceso, se genera una sensación de pérdida de control que provoca que el umbral del dolor baje y se enfatice el dolor, resultando en una mayor implementación del intervencionismo(28).

Pese a la constatada eficacia de la analgesia epidural en el alivio del dolor durante el trabajo de parto, aumenta el riesgo de parto instrumental(29,30) sin garantizar una experiencia positiva de parto(31). Por ello, recomendamos empoderar a la mujer durante las clases prenatales para que identifique y emplee de manera eficaz estrategias para hacer frente al dolor, y fomentar, durante el parto factores que favorezcan la relajación (técnicas de relajación y respiración, ambiente íntimo, presencia de un acompañante, pasear, cambiar de posición o emplear pelotas suizas, recibir baños de agua caliente, escuchar música…), ya que pueden ayudar a la parturienta a controlar el dolor, distrayéndola de la sensibilidad del cuerpo, dándole un papel activo y evitando el intervencionismo(7,32,33).

La relación terapéutica

Los estudios reflejan que la humanización del parto no quiere decir que no se deba hacer uso de la tecnología presente, si no que se debe dar a la parturienta la capacidad de elegir, promoviendo un parto saludable, cuyas intervenciones estén dirigidas a establecer una relación terapéutica con la mujer y su acompañante, basada en la confianza, empatía y apoyo continuado durante el proceso, para aumentar su empoderamiento, autonomía, y en definitiva, su satisfacción. Los autores recalcaron que el establecimiento de un vínculo con la mujer, es esencial para que la atención recibida respete sus valores, creencias y demandas, proporcionando así un trato digno, y facilitando el manejo de las emociones durante el parto (vulnerabilidad, ansiedad, miedo…)(25,34). Las mujeres manifestaron que al ser informadas y estimuladas a desarrollar un papel activo durante el proceso de parto, se sintieron en control, empoderadas e involucradas en la toma de decisiones, refiriendo experiencias positivas. El apoyo personalizado y continuado durante el parto acarrea importantes beneficios, como una mayor satisfacción, disminución en la incidencia del empleo de analgesia, de un parto instrumentalizado o de cesárea, y mayor probabilidad de un parto espontáneo(3,34).

En base a estos resultados, se recomienda la promoción de la continuidad de cuidados, asegurando que la mujer acuda siempre al centro en el que quiere ser atendida en el momento del parto, donde tendrá su historia clínica y los datos derivados de cada visita, fomentando así el establecimiento de una relación terapéutica con los profesionales que la atienden, y la evaluación y posible cumplimiento de sus deseos y expectativas al llegar el parto. En el momento del parto, se recomienda establecer una relación de apoyo basada en la transmisión de información acerca del progreso del trabajo de parto y el asesoramiento relacionado con técnicas y medidas de alivio del dolor y reducción del estrés, fomentando la participación de la mujer en la toma de decisiones, respetando sus valores, creencias y demandas, proporcionando así un trato digno, que requerirá de actividades tan obvias como presentarse a la paciente y su acompañante, llamarlos por su nombre, o resguardar su intimidad y pudor. Estas medidas facilitarán que la experiencia de parto sea más positiva y se pueda adaptar a las expectativas maternas, siempre que la fisiología del parto lo permita.

Mobiliario del hospital

Todos los estudios reflejan la necesidad de cambio, opinando que el enfoque tradicional ve a la embarazada como una persona con una enfermedad, en la que procedimientos médicos deben realizarse para restaurar la situación "normal" con celeridad, teniendo en cuenta que la hospitalización es un procedimiento institucionalizado que tiende a excluir al paciente de la toma de decisiones, convirtiéndolo en pasivo.

Las mujeres reflejaron la importancia de vivenciar su proceso de parto en un lugar diferenciado del hospital, acogedor, cálido y hogareño, que pueda proporcionar diferentes opciones, aumentando su autonomía, y otorgando privacidad, rodeadas de sus seres queridos, algo referenciado por la mayoría de mujeres en el hogar y en las clínicas de parto, pero también en el hospital en el que Cipolletta y Balasso desarrollaron su estudio, un hospital donde se promocionaba un parto humanizado, que contaba con un modelo estructural y mobiliario a seguir. En base a esta información, se recomienda la adaptación de las salas de dilatación para evitar el traslado de los partos de mínimo riesgo al paritorio, donde la mayoría de experiencias negativas tienen lugar. Colorear las paredes, contar con camas espaciosas y accesorios obstétricos (taburete, pelotas suizas...), modificar al gusto de la mujer factores ambientales como la iluminación, ventilación y temperatura, las haría más acogedoras y cálidas, fomentando la autonomía materna, estrechando el vínculo terapéutico y, en definitiva, favoreciendo una experiencia positiva de parto.

Líneas futuras de investigación

Pese a los avances, la humanización de la obstetricia sigue representando un desafío para los profesionales de la salud, las instituciones y la sociedad(21). Como anteriormente se ha comentado, mientras que el parto en casa es una realidad factible en numerosos países, en España es una práctica que sólo se contempla en la sanidad privada y en situaciones de bajo riesgo muy controladas, al igual que ocurre con la imposibilidad de parir en el agua en la mayoría de hospitales públicos españoles. Para que en España se puedan implementar de manera eficaz partos de mínima intervención, o incluir nuevas técnicas en los hospitales, se han de llevar a cabo estudios cualitativos que fundamenten la utilización de estas técnicas con el objetivo de:

- Contrastar la efectividad de medidas antiálgicas no farmacológicas (entrenamiento en relajación, musicoterapia, inmersión en agua caliente...) versus el empleo de fármacos.

- Confrontar los resultados y experiencias positivas y negativas de parto de mínima intervención con respecto a técnicas invasivas (rotura de membranas, inducción al parto, epidural...) que describan las áreas negativas con el objetivo de esclarecer las que necesiten más estudio o desarrollo.

- Comparar la influencia de la asistencia a clases de preparación al parto en cuanto al grado subjetivo percibido de la información que tienen y el nivel de empoderamiento, antes y después del parto, en primíparas y multíparas.

- Analizar la experiencia de las mujeres en un parto en el agua.

- Investigar los factores relacionados con la satisfacción en la experiencia de parto para crear una escala de evaluación de la misma, apoyado por un estudio cuantitativo que valore el grado de satisfacción de las madres con respecto a diferentes tipos de parto, relacionándolo con la duración del trabajo de parto, tasas de infección y otros eventos adversos, teniendo en cuenta si son primíparas o multíparas y su situación socio demográfica y económica.

Conclusiones

Tras la revisión bibliográfica llevada a cabo, se puede concluir que:

- En el camino hacia un parto de mínima intervención, el evento del parto debe ser humanizado y tratado como un evento natural, en lugar de patológico, respetando y promoviendo la habilidad innata para parir.

- El personal sanitario debe reconocer la necesidad de establecer un vínculo de apoyo y empatía con la embarazada e involucrarla en la toma de decisiones, para lo que previamente debe estar informada adecuadamente (gracias a las clases de preparación al parto).

- La mujer debe estar acompañada y ser plenamente apoyada e informada durante el transcurso del parto sobre todos los aspectos del mismo para aumentar su sensación de control y empoderarla.

- En el momento del parto, se deben proveer cuidados holísticos centrados en la familia para favorecer que el entorno sea lo más adecuado e íntimo posible, pudiendo adaptar el ambiente a las necesidades de la madre.

- En la medida de lo posible, se ha de respetar el derecho de la mujer a cambiar de opinión, y sólo se limitará la capacidad de elegir según la no disponibilidad de la opción elegida y la buena praxis.

Conflictos de interés

No se tienen conflictos de interés que declarar

Anexos

Anexo 1. APLICACIÓN DEL PROGRAMA DE LECTURA CRÍTICA CASPe: La experiencia de la toma de decisiones eligiendo el parto en el agua(16)

A/ ¿Los resultados del estudio son válidos? Preguntas "de eliminación"

1 ¿Se definieron de forma clara los objetivos de la investigación?

-¿Queda implícita/explícita la pregunta de investigación? SI. Explorar la experiencia de la toma de decisiones de las madres eligiendo el parto en el agua.

-¿Se identifica con claridad el objetivo de investigación? SI. Quieren saber por qué las mujeres eligieron este método, y cómo fue su experiencia a la hora de elegirlo, para que los trabajadores sanitarios de Taiwán lo tengan como referencia.

-¿Se justifica la relevancia de los mismos? SI. Pese a que el parto en el agua, inventado por Igor Charkovsky en la década de los 60, cuenta con un gran rodaje, en Taiwán donde, desde 1999 hasta el 2003, un total de 30 mujeres habían elegido este método, sigue siendo una técnica en fase rudimentaria, contando con una única clínica de matronas dedicada a ello, pese a estar incluido en el plan de seguridad social de Taiwán. Además, había una falta de estudios cualitativos relacionados con este fenómeno.

2 ¿Es congruente la metodología cualitativa?

-Si la investigación pretende explorar las conductas o experiencias subjetivas de los participantes con respecto al fenómeno de estudio. SI

-¿**Es apropiada la metodología cualitativa para dar respuesta a los objetivos de investigación planteados? SI.** Pretenden explorar las experiencias subjetivas de las madres en la toma de decisiones eligiendo el parto en el agua.

3 ¿El método de investigación es adecuado para alcanzar los objetivos?

-**Si el investigador hace explícito y justifica el método elegido. SI.** Se emplea un enfoque fenomenológico para recolectar las experiencias de las participantes.

¿Merece la pena continuar? SI

Preguntas "de detalle"

4 ¿La estrategia de selección de participantes es congruente con la pregunta de investigación y el método utilizado?

- **Hay alguna explicación relativa a la selección de los participantes. SI.** Debido a la existencia de una única clínica dedicada a este proceso, eligieron a las mujeres que habían sido atendidas allí, que fueran ciudadanas de Taiwán, no tuvieran barrera idiomática, que hubieran tenido una experiencia de parto exitosa en el último año, y deseasen participar en el estudio.

-**Justifica por qué los participantes seleccionados eran los más adecuados para acceder al tipo de conocimiento que requería el estudio. SI.** Era la única muestra disponible.

-**El investigador explica quién, cómo, dónde se convocó a los participantes del estudio. SI.** Fueron contactadas a través de la clínica, 10 meses antes de realizar el estudio. Un total de 9 mujeres fueron entrevistadas por el investigador principal entre diciembre del 2001 y abril del 2002.

5 ¿Las técnicas de recogida de datos utilizados son congruentes con la pregunta de investigación y el método utilizado?

-El ámbito de estudio está justificado. SI. Ya que no existen más clínicas.

-Si se especifica claramente y justifica la técnica de recogida de datos. SI. Se realizaron entrevistas individuales semi-estructuradas con preguntas abiertas, cara a cara. Con una duración de entre 60 y 90 minutos. Las entrevistas se realizaron en las casas de las madres (en 8 casos) y en una cafetería.

-Si se detallan aspectos concretos del proceso de recogida de datos. SI. En el estudio reflejan algunas de las preguntas realizadas para probar que se trata de preguntas abiertas que no influencian las respuestas de las mujeres. Se observaron las emociones y el lenguaje corporal de las mujeres.

-Si se ha modificado la estrategia de recogida de datos a lo largo del estudio y si es así, ¿explica el investigador cómo y por qué? NO.

-Si se explicita el formato de registro de los datos. SI. Las entrevistas fueron grabadas y transcritas, documentando las emociones y el lenguaje corporal de las mujeres. Todos los datos extraídos (cintas de audio, documentos, grabaciones de las entrevistas, los registros derivados de los datos de las entrevistas, y los resultados del análisis de datos, fueron codificados, clasificados y bien preservados para posibilitar un futuro rastreo o confirmación.

-Si el investigador alcanza la saturación de datos y reflexiona sobre ello. SI. Se alcanzó la saturación de datos con la séptima participante, pero para confirmar que no hubiera más datos, se entrevistaron las 9.

6 ¿Se ha reflexionado sobre la relación entre el investigador y el objeto de investigación (reflexividad)?

-Si el investigador ha examinado de forma crítica su propio rol en el proceso de investigación, incluyendo sesgos potenciales:
- En la formulación de la pregunta de investigación.
- En la recogida de datos, incluida la selección de participantes y la elección del ámbito de estudio.
SI. Ha sido examinado y se ha rechazado la existencia de posibles sesgos.
- **Si el investigador refleja y justifica los cambios conceptuales y metodológicos. NO.**

7 ¿Se han tenido en cuenta los aspectos éticos?

-Si el investigador ha detallado aspectos relacionados con:
-El consentimiento informado. NO. Pero se confirma que las mujeres querían participar en el estudio.
-La confidencialidad de los datos. SI. Los datos fueron codificados y las participantes fueron numeradas para mantener el anonimato de sus experiencias.
-El manejo de la vulnerabilidad emocional. NO PRECISA.
- **Si se ha solicitado aprobación de un comité ético. NO.**

B/ ¿Cuáles son los resultados?

8 ¿Fue el análisis de datos suficientemente riguroso?

- **Si hay una descripción detallada del tipo de análisis (de contenido, del discurso, etc.) y del proceso. SI.** Siguieron los 5 pasos de Giorgi (1997): se leyeron las entrevistas, tras releerlas, se dividieron en unidades de significado (fragmentos de texto que revelan algo importante con respecto al objeto de estudio), se examinaron, transformaron y sintetizaron en unidades de significado agrupadas en temas comunes, y empleando los 4 indicadores de confianza propuestos por Lincol y Guba (1985) de credibilidad, transferibilidad, dependencia y confirmabilidad. Alcanzaron la saturación de los datos. Emergieron 4 categorías que fueron analizadas de manera separada por el entrevistador/investigador y un estudiante licenciado con los mismos conocimientos, poniendo en común ambos análisis para comparar resultados, y si diferían mucho, iniciaban una discusión hasta lograr un consenso.

- Si queda claro cómo las categorías o temas emergentes derivaron de los datos. SI

- Si se presentan fragmentos originales de discurso significativos para ilustrar los resultados y se referencia su procedencia. SI. En los resultados abundan los verbatims que apoyan las afirmaciones de los autores, y son referenciados nombrando a las mujeres con números.

- Hasta qué punto se han tenido en cuenta en el proceso de análisis los datos contradictorios (casos negativos o casos extremos). No existen ya que en los criterios de inclusión se buscaban madres con experiencias positivas.

- Si el investigador ha examinado de forma crítica su propio rol y su subjetividad de análisis. SI. Para mantener la recogida de datos consistente, el investigador se encargó de realizar las entrevistas, manifestando no intentar en ningún momento, influenciar las respuestas de las mujeres. Para evitar interpretaciones subjetivas de los datos, se incluyó a una segunda persona para analizar los datos de manera paralela.

9 ¿Es clara la exposición de los resultados?

- Los resultados se exponen de una forma detallada, comprensible. SI. Los resultados se ordenaron en torno a las 4 categorías que emergieron de los datos, siendo 2 de ellas las relevantes para este estudio:

Insatisfacción con las prácticas obstétricas existentes: las mujeres opinaron que los médicos fomentaban la cesárea, y tenían miedo de parir por cesárea. Algunas manifestaron que los paritorios parecían quirófanos, que no se ofrece relajación, van directos y quieren que se el parto termine pronto, lo que lleva a la sensación de que son tratadas como un objeto en una cadena de producción, no hay respeto, apoyo, calidez o autonomía. Se quejan de la sobre medicalización de los partos en los hospitales y de la imposibilidad de realizar un parto vaginal tras cesárea, cuando la decisión depende de un médico. 2 de las mujeres tuvieron experiencias de parto previas negativas, y temían un enfoque intervencionista del parto, siendo el motivo principal por el que buscaron un método no intervencionista. Las mujeres refirieron que en las prácticas habituales de su entorno, no se les permite estar acompañadas en el parto bajo el pretexto de que la experiencia podría trastornar al acompañante, sintiendo así las mujeres que sus preocupaciones eran ignoradas.

Autonomía en el parto: tras ver que las prácticas existentes no encajaban con sus expectativas, las mujeres buscaron información sobre métodos alternativos, encontrando que el parto en el agua aumenta su autonomía ya que pueden cambiar de postura, estar acompañadas por sus familias... peticiones que no se pueden cumplir en los hospitales en Taiwán. Apreciaron de las matronas el conocimiento, habilidades, entusiasmo y experiencia, y se sintieron tratadas como a iguales, ofreciendo oportunidades de negociación.

Las otras 2 categorías son: consideración de las actitudes de los parientes y estrategias para llegar al parto en el agua. No son incluidas aquí por diferencias culturales que hacen que esos resultados no puedan ser extrapolados ya que parten de situaciones que no tienen cabida en el mundo occidental.

-Si se comparan o discuten los hallazgos de la investigación con los resultados de investigaciones previas. SI. Se apoyan los resultados del estudio con resultados similares de otras investigaciones.

- Si el investigador justifica estrategias llevadas a cabo para asegurar la credibilidad de los resultados. SI. Empleando los 4 indicadores de confianza propuestos por Lincol y Guba (1985) de credibilidad, transferibilidad, dependencia y confirmabilidad.

- **Si se reflexiona sobre las limitaciones del estudio. SI.** La muestra de mujeres es homogénea (4 primíparas, todas decidieron seguir con la lactancia materna, con bebés sanos, experiencias positivas, con edades comprendidas entre los 28 y 41 años, que habían completado la educación superior como mínimo, y 5 de ellas eran amas de casa) , la muestra de mujeres procede de una única clínica y de 2 ciudades.

C/ ¿Son los resultados aplicables en tu medio?

10 ¿Son aplicables los resultados de la investigación?

-El investigador explica la contribución que los resultados aportan al conocimiento existente y a la práctica clínica. SI. Las mujeres tendrían menos miedo al parto si se les atendiera en un ambiente humanizado, con mínima intervención médica. Recomiendan que los hospitales incluyan unidades para parir en el agua como modo alternativo de parto.

- **Se identifican líneas futuras de investigación. SI.** Sugieren futuras investigaciones cualitativas para profundizar en la experiencia en el parto en el agua, una vez esté implementada en múltiples instituciones, y emplear investigaciones cuantitativas cuando la muestra sea grande, para examinar y comparar con el parto tradicional, los grados de satisfacción con la experiencia de parto, la duración del mismo, tasas de infección...

-El investigador reflexiona acerca de la transferibilidad de los resultados a otros contextos. NO.

Este análisis indica que el rigor, credibilidad y relevancia del estudio son adecuados para su inclusión.

Anexo 2. APLICACIÓN DEL PROGRAMA DE LECTURA CRÍTICA CASPe: Teorizando las experiencias de parto en casa y en el hospital en madres primerizas en Australia (17)

A/ ¿Los resultados del estudio son válidos? Preguntas "de eliminación"

1 ¿Se definieron de forma clara los objetivos de la investigación?

-¿Queda implícita/explícita la pregunta de investigación? SI. Explorar las experiencias de las primerizas en dos escenarios diferentes (hogar y hospital), y averiguar cómo influye el cuidado de la matrona a esta experiencia.

-¿Se identifica con claridad el objetivo/s de investigación? SI. Explorar la experiencia de un pequeño grupo de mujeres primerizas que dan a luz en el hogar y en el hospital, e investigar las implicaciones de los resultados con respecto a los servicios de maternidad.

-¿Se justifica la relevancia de los mismos? SI. En Australia hay 3 principales escenarios para parir: el hospital (97,3% de los partos), un centro de natalidad (2%) y en el hogar (0,2%). Pero la relación entre el escenario, el proceso y su resultado, es controvertida. La evidencia científica se centra en estudios cuantitativos que examinan la mortalidad y morbilidad según el escenario, pero no se tienen en cuenta las experiencias de las mujeres, o si se tienen en cuenta, no es como un evento único, si no que tratan de manera fragmentada diversos aspectos (expectativas, ansiedad y miedo, pérdida de control...).

2 ¿Es congruente la metodología cualitativa?

-Si la investigación pretende explorar las conductas o experiencias subjetivas de los participantes con respecto al fenómeno de estudio. SI.

-¿Es apropiada la metodología cualitativa para dar respuesta a los objetivos de investigación planteados? SI. Pretenden explicar patrones básicos comunes en relación a las experiencias de las primíparas.

3 ¿El método de investigación es adecuado para alcanzar los objetivos?

-Si el investigador hace explícito y justifica el método elegido. SI. Se emplea la teoría fundamentada para explicar patrones básicos comunes en relación con un evento similar.

¿Merece la pena continuar? SI

Preguntas "de detalle"

4 ¿La estrategia de selección de participantes es congruente con la pregunta de investigación y el método utilizado?

- Hay alguna explicación relativa a la selección de los participantes. SI. Realizan un muestreo intencional (ya que son conocedores de la existencia del fenómeno y en base a ello seleccionan a la muestra de mujeres) y teórico (investigan los primeros análisis, lo que permite contrastar y clarificar la categoría central, se formula una teoría sobre el fenómeno a estudiar y se evalúa).

-Justifica por qué los participantes seleccionados eran los más adecuados para acceder al tipo de conocimiento que requería el estudio. NO. Se consigue una muestra variada, con 19 mujeres de entre 19 y 37 años con pareja. Todas con parto vaginal no instrumentalizado a excepción de un parto en casa que tuvo que ser transferido al hospital para emplear fórceps. La mayoría fueron a clases de preparación al parto. 7 primíparas en hospital público y

7 primíparas en casa contrastado con 2 primíparas en una clínica de natalidad, una primípara en un hospital privado, una multípara en el hospital y otra multípara en casa.

-El investigador explica quién, cómo, dónde se convocó a los participantes del estudio. SI. Las mujeres con parto en el hospital son captadas en la planta obstétrica de un hospital y se pidió su consentimiento para ser entrevistadas 6 semanas después. Las mujeres con parto en casa fueron abordadas por sus matronas, quienes informaron a cerca de su inclusión en el estudio.

5 ¿Las técnicas de recogida de datos utilizados son congruentes con la pregunta de investigación y el método utilizado?

-El ámbito de estudio está justificado. SI. Mujeres primíparas que dan a luz en casa o en el hospital.

-Si se especifica claramente y justifica la técnica de recogida de datos. SI. Se realizaron entrevistas en profundidad con preguntas abiertas, a la media de las 15 semanas postparto, en el hogar de cada mujer, con una duración de 20 minutos a 3 horas.

-Si se detallan aspectos concretos del proceso de recogida de datos. SI. Se ejemplifica el inicio de la entrevista, en el que se pide a las mujeres hablar sobre su experiencia de parto.

-Si se ha modificado la estrategia de recogida de datos a lo largo del estudio y si es así, ¿explica el investigador cómo y por qué? SI. Las preguntas abiertas dependían del rumbo que cada conversación tomaba, adaptándose a medida que nuevos datos emergían.

-Si se explicita el formato de registro de los datos. SI. Las entrevistas fueron grabadas y transcritas completamente.

-Si el investigador alcanza la saturación de datos y reflexiona sobre ello. SI.

6 ¿Se ha reflexionado sobre la relación entre el investigador y el objeto de investigación (reflexividad)?

-Si el investigador ha examinado de forma crítica su propio rol en el proceso de investigación, incluyendo sesgos potenciales:
- En la formulación de la pregunta de investigación. NO
- En la recogida de datos, incluida la selección de participantes y la elección del ámbito de estudio. NO
- Si el investigador refleja y justifica los cambios conceptuales y metodológicos. NO.

7 ¿Se han tenido en cuenta los aspectos éticos?

-Si el investigador ha detallado aspectos relacionados con:
-**El consentimiento informado. SI.** Se entrega una hoja informativa a cada participante potencial, y se firma un formulario de consentimiento informado.
-**La confidencialidad de los datos. NO** se hace referencia a ello.
-**El manejo de la vulnerabilidad emocional.** NO precisa.
- **Si se ha solicitado aprobación de un comité ético. SI.** Previo al comienzo del estudio, por el comité ético pertinente.

B/ ¿Cuáles son los resultados?

8 ¿Fue el análisis de datos suficientemente riguroso?

- **Si hay una descripción detallada del tipo de análisis (de contenido, del discurso, etc.) y del proceso. SI.** Para descubrir los temas dominantes y desarrollar un marco conceptual, las entrevistas fueron analizadas basándose en los pasos descritos por Strauss y Corbin (1997). Para ello, se empleó la codificación axial (desglose de los temas centrales en el análisis de datos cualitativos) por lo que las transcripciones fueron cortadas en líneas, frases y párrafos, etiquetando los conceptos extraídos. Los conceptos similares (que mantenían las palabras empleadas por las mujeres para asegurar que su significado original se mantenía), fueron examinados, comparados y agrupados en un total de 3 categorías con sus correspondientes subcategorías, hasta alcanzar la saturación de las mismas. Después, se examinaron condiciones causales y el contexto en el que las categorías emergieron, junto con las consecuencias.

- Si queda claro cómo las categorías o temas emergentes derivaron de los datos. SI.

- Si se presentan fragmentos originales de discurso significativos para ilustrar los resultados y se referencia su procedencia. SI. Se emplean gran cantidad de verbatims y son referenciados según el lugar de parto y nombre.

- Hasta qué punto se han tenido en cuenta en el proceso de análisis los datos contradictorios (casos negativos o casos extremos). SI. Se tienen en cuenta casos negativos. 2 mujeres con parto en casa refirieron comentarios negativos hacia la falta de información con respecto a sus matronas. Una de ellas recalcó que lo importante no es el lugar de parto, si no el trato recibido, ya que fue transferida al hospital y allí fue mejor tratada.

- Si el investigador ha examinado de forma crítica su propio rol y su subjetividad de análisis. NO.

9 ¿Es clara la exposición de los resultados?

- Los resultados se exponen de una forma detallada, comprensible. SI:
Las <u>expectativas</u> de las primerizas son poco realistas porque no han tenido una experiencia previa con la que comparar, no están preparadas ni informadas adecuadamente y no se las asiste en reajustar sus expectativas, por lo que las expectativas surrealistas no son identificadas y procesar la experiencia de parto suele llevar al descontento (insatisfacción).

<u>Factores mediadores.</u> Las mujeres valoraron más un apoyo tranquilo y silencioso a la conducta directiva de algunas matronas (se sientan en la parte de atrás y transfieren conocimiento y empoderan sin ser intrusivas). Este apoyo siempre presente pero silente se vio en las mujeres que no parieron en el hospital, y fue echado de menos por las mujeres que parieron en el hospital. Las

mujeres que en el hospital no se sintieron apoyadas, refirieron sentir miedo y soledad durante el proceso de parto. Refirieron que las matronas del parto en casa eran capaces de dar mayor apoyo debido a la relación de confianza que pudieron labrar previamente y la filosofía que tienen del parto, y libertad horaria en contraste con los protocolos hospitalarios.

Los resultados de este estudio demuestran que aunque las experiencias sean diferentes dependiendo del lugar de parto, se asemejan en la reacción ante lo "desconocido", donde depende de la experiencia de cada mujer, que se reajusten sus expectativas y se elijan diferentes niveles de responsabilidad. Todas las mujeres que dieron a luz en casa, acudieron a clases de preparación al parto y establecieron una relación de confianza con su matrona, familiarizándose con lo "desconocido", aumentando su nivel de información, confianza, empoderamiento y por lo tanto, tomando decisiones informadas y disminuyendo su nivel de miedo, que era más elevado en el resto de mujeres. Durante el parto, valoraron positivamente el apoyo continuo pero silente basado en la transferencia de conocimientos con ella y su acompañante, en comparación con la conducta directiva o intrusiva referenciada en el hospital, dominada por la falta de comunicación y apoyo, sin tener en cuenta al acompañante, el empleo de protocolos que llevan a la instrumentalización o la medicalización del parto, que aumentaron la angustia y soledad de las mujeres.

Destacan las figuras presentes en el artículo, en las que se ve de manera gráfica que establecer una buena relación de confianza con la mujer basada en otorgar una correcta preparación, dar elección, hacer que la madre se sienta en control, informar y establecer una adecuada comunicación, facilitan la confianza materna, alejándola del sentimiento de miedo.

-Si se comparan o discuten los hallazgos de la investigación con los resultados de investigaciones previas. SI. Se apoyan los resultados del estudio con resultados similares de otras investigaciones.

- Si el investigador justifica estrategias llevadas a cabo para asegurar la credibilidad de los resultados (p.ej. triangulación, validación por los participantes del estudio, etc.) SI. Tras el análisis de los datos, fueron presentados a un total de 5 mujeres y a las matronas para su validación.

- Si se reflexiona sobre las limitaciones del estudio. SI. No se exploraron contextos culturales. Se necesita entrevistar a más multíparas (preferiblemente con experiencias previas negativas de parto) para contrastar su experiencia con la de las primíparas. La muestra no se considera representativa, con amplias diferencias socioeconómicas, edad, preparación antenatal... factores que pueden influenciar en la experiencia global.

C/ ¿Son los resultados aplicables en tu medio?

10 ¿Son aplicables los resultados de la investigación?

-El investigador explica la contribución que los resultados aportan al conocimiento existente y a la práctica clínica. SI. Este estudio puede dirigir futuras investigaciones y explicar porqué puede ser más completo proveer de cuidado por matrona a las primíparas. Este estudio puede ayudar a que las matronas entiendan cómo se sienten este grupo de mujeres, cómo perciben a las matronas y qué aspectos del cuidado valoran más.

- Se identifican líneas futuras de investigación. SI. Explicar por qué es más complejo proveer de un cuidado por matrona a las primíparas.

-El investigador reflexiona acerca de la transferibilidad de los resultados a otros contextos. SI. Alegan que debido a las características de la muestra, no es un estudio extrapolable pero sí acerca a las experiencias de este colectivo, y ayuda a las matronas a entenderlas.

Este análisis indica que el rigor, credibilidad y relevancia del estudio son adecuados para su inclusión.

Anexo 3. APLICACIÓN DEL PROGRAMA DE LECTURA CRÍTICA CASpe: La experiencia del parto en casa basándose en la experiencia de 500 mujeres en la Columbia Británica (Canadá) (18)

A/ ¿Los resultados del estudio son válidos? Preguntas "de eliminación"

1 ¿Se definieron de forma clara los objetivos de la investigación?

-¿Queda implícita/explícita la pregunta de investigación? SI. Explorar las experiencias de las mujeres durante el proceso de parto en casa, asistidas por una matrona.

-¿Se identifica con claridad el objetivo/s de investigación? SI. Presentar las experiencias de las mujeres que planearon un parto en casa con una matrona registrada a lo largo de 2 años en la Columbia Británica (Canadá).

-¿Se justifica la relevancia de los mismos? SI. El parto en casa no es una práctica bien recibida en Canadá, donde la sociedad de ginecólogos ignora la voz de la mujer que elige esta opción, declarando que se necesita investigar más sobre la seguridad del parto en el domicilio para implementarlo adecuadamente, a pesar de que hay muchos estudios que no han encontrado un mayor riesgo en esta práctica, con la excusa de que no se puede concluir nada a través de estudios observacionales. Todavía no se han hecho suficientes estudios que exploren las experiencias de las mujeres que dan a luz en casa, y sus razones para tomar esta elección.

2 ¿Es congruente la metodología cualitativa?

-Si la investigación pretende explorar las conductas o experiencias subjetivas de los participantes con respecto al fenómeno de estudio. SI.

-¿Es apropiada la metodología cualitativa para dar respuesta a los objetivos de investigación planteados? SI.

3 ¿El método de investigación es adecuado para alcanzar los objetivos?

-Si el investigador hace explícito y justifica el método. SI. Descripción interpretativa de Thorne S (2004), con el objetivo de descubrir el significado subyacente de las experiencias.

¿Merece la pena continuar? SI

Preguntas "de detalle"

4 ¿La estrategia de selección de participantes es congruente con la pregunta de investigación y el método utilizado?

- Hay alguna explicación relativa a la selección de los participantes. SI. En la Columbia británica había aproximadamente 60 matronas dedicadas a este proceso. Todas ellas recibieron sobres en cuyo interior había un cuestionario que debía ser entregado a todas sus clientas.

-Justifica por qué los participantes seleccionados eran los más adecuados para acceder al tipo de conocimiento que requería el estudio. SI. Son las únicas disponibles.

-El investigador explica quién, cómo, dónde se convocó a los participantes del estudio. SI. Las matronas recibieron sobres en cuyo interior había un cuestionario que debía ser entregado a todas sus clientas.

5 ¿Las técnicas de recogida de datos utilizados son congruentes con la pregunta de investigación y el método utilizado?

-El ámbito de estudio está justificado. SI. Se intenta abordar a todas las mujeres del entorno que seleccionan este tipo de parto.

-Si se especifica claramente y justifica la técnica de recogida de datos. SI. En el cuestionario entregado, se pide a las mujeres que, de manera abierta, escriban sobre su experiencia de parto, incluyendo las áreas positivas y en las que les gustaría ver una mejora.

-Si se detallan aspectos concretos del proceso de recogida de datos. **SI**. Se incluye la pregunta que las mujeres recibieron. La tasa de participación fue del 63,7%.

-Si se ha modificado la estrategia de recogida de datos a lo largo del estudio y si es así, ¿explica el investigador cómo y por qué? **NO**.

-Si se explicita el formato de registro de los datos. **SI**. Cuestionario con una pregunta abierta que, tras rellenar, son enviados anónimamente al coordinador de la evaluación.

-Si el investigador alcanza la saturación de datos y reflexiona sobre ello. **NO**. No es relevante con el objetivo de investigación, ya que más que buscar experiencias comunes, intentan ilustrar las maneras en las que las mujeres expresan similares preocupaciones.

6 ¿Se ha reflexionado sobre la relación entre el investigador y el objeto de investigación (reflexividad)?

-Si el investigador ha examinado de forma crítica su propio rol en el proceso de investigación, incluyendo sesgos potenciales:

- En la formulación de la pregunta de investigación. **NO**

- En la recogida de datos, incluida la selección de participantes y la elección del ámbito de estudio. **SI**. Al elegir a mujeres que habían elegido tener un parto asistido por una matrona, es razonable asumir que en general, tenían sentimientos positivos hacia la misma.

- Si el investigador refleja y justifica los cambios conceptuales y metodológicos. **NO PRECISA**.

7 ¿Se han tenido en cuenta los aspectos éticos?

-Si el investigador ha detallado aspectos relacionados con:

-El consentimiento informado. **SI**. Las mujeres dieron su consentimiento por escrito antes de participar en el estudio.

-La confidencialidad de los datos. **SI**. Los datos son anónimos.

-El manejo de la vulnerabilidad emocional. **NO PRECISA.**

- **Si se ha solicitado aprobación de un comité ético. SI.** Aceptado por la junta de ética de investigación clínica de la Columbia Británica.

B/ ¿Cuáles son los resultados?

8 ¿Fue el análisis de datos suficientemente riguroso?

- **Si hay una descripción detallada del tipo de análisis (de contenido, del discurso, etc.) y del proceso. SI.** Siguiendo la descripción interpretativa de Thorne S (2004), se realiza un análisis temático con comparación constante, con el objetivo de descubrir el significado subyacente de las experiencias. Se leen las narraciones al menos 2 veces y la transcripción se divide en bloques que engloben los datos referentes a información similar. Cada uno de estos bloques se examina basándose en la pregunta de estudio, se sintetizan y juntan en una frase descriptiva llamada "tema". Las particularidades de las situaciones específicas se dejan y se centran en aspectos de la experiencia que caracterizan el tópico en general. No se centra en lo que ve el individuo si no en las cosas comunes dentro del mismo fenómeno. Posteriormente, los datos fueron validados por un tercer investigador. 2 de los investigadores se encargaron de codificar, etiquetar y categorizar, poniéndose de acuerdo a través de un consenso. Un tercer investigador se encargó de que la credibilidad de los temas y la consistencia del enfoque fueran adecuadas.

- **Si queda claro cómo las categorías o temas emergentes derivaron de los datos. SI.** Además, cada tema emergente va acompañado por el número de mujeres que hablaron de él.

- **Si se presentan fragmentos originales de discurso significativos para ilustrar los resultados y se referencia su procedencia. SI.** Se emplean en cada tema que tratan, pero no están referenciados porque los cuestionarios se realizaron de manera completamente anónima.

- **Hasta qué punto se han tenido en cuenta en el proceso de análisis los datos contradictorios. SI.** Se exponen y detallan todos los casos negativos para demostrar que las mujeres sintieron la necesidad de comunicarlo.

- **Si el investigador ha examinado de forma crítica su propio rol y su subjetividad de análisis. NO.** Pero por ello, 2 investigadores codificaron y etiquetaron los temas.

9 ¿Es clara la exposición de los resultados?

- **Los resultados se exponen de una forma detallada, comprensible. SI.** Muestra total: n=559. A excepción de un 1,7%, las mujeres refirieron experiencias positivas debido a la mayor accesibilidad y menor limitación de tiempo en la atención con la matrona en comparación con el obstetra, destacando la confianza depositada en las matronas, en un medio en el que sólo atienden el 6% de partos. De entre los resultados destacan:

1. (n157) Matronas como cuidadoras: conocimiento, habilidad, competencia y profesionalidad. Ya que tan sólo un 6% de los partos en la Columbia Británica son atendidos por matronas, las mujeres que lo solicitan están predispuestas a buscar información, y eligen de manera informada su cuidador, conocedoras de los criterios para juzgar la competencia de las mismas y con unas expectativas prefijadas.

2. (n70) Empoderamiento: se sintieron seguras de sí mismas y empoderadas por participar activamente en la toma de decisiones. Durante los partos, las matronas les daban información y contaban con su opinión durante todo el proceso, por lo que se sintieron apoyadas emocionalmente.

3. (n54) Apoyo informativo: refirieron que recibieron información adecuada sobre el parto (libros, videos, revistas) lo que les daba un campo amplio de búsqueda por si querían profundizar en ciertos temas. Algunas mujeres lo comparan positivamente con la atención recibida por un ginecólogo, resaltando la falta de tiempo que tienen con estos últimos, lo cual fue un elemento determinante para elegir a la matrona como cuidadora.

4. (n25) Cuidado holístico: ambiente familiar, el parto centrado en la familia, enfoque no intervencionista del parto, naturaleza del cuidado.

5. (n33) Accesibilidad de la matrona: facilitan un número de teléfono de información, lo cual hace que aumente la confianza en la habilidad para manejar el trabajo de parto y el postparto (momento en el que salir de casa se torna dificultoso).

6. (n41) Nacimiento en casa, un ambiente familiar: estar en casa facilita la relajación. (n25) Percibieron estar participando en un proceso natural por estar en un ambiente más privado en comparación con el hospital, algunas refieren no se sentirse presionadas a parir con rapidez.

7. (n181) Parto en casa como un modo de mantener el control, evitando el intervencionismo: hicieron comparaciones directas con la atención en el hospital y en casa, matrona vs ginecólogo, refiriendo que así, el cuidado es más comprensivo y de apoyo. Algunas también refirieron como mejor la atención por matrona en el hospital, con respecto a la de un obstetra, en sus experiencias previas.

8. (Cuidado postparto) no relevante para esta revisión.

9. (Apoyo durante la transferencia al hospital) no relevante para esta revisión.

10. (n7): CASOS CONTRADICTORIOS, comentarios negativos con respecto al parto en casa: dolor insoportable / cuidado desorganizado / lavado de manos inadecuado / inadecuado soporte emocional / educación centrada en el miedo al parto... pero no hay nada común en los 7 casos.

En su mayoría las mujeres presentan experiencias positivas. Las parejas sintieron que el enfoque de la matrona era, en la mayoría de los casos, el responsable de que sus sentimientos fueran de apoyo, estucha activa, respeto y empoderamiento. La sensación de que el proceso de parto es suyo, con cada sentimiento, apoyado y aumentado por la matrona, pero suyo. Parir en casa aumenta la privacidad, facilita la relajación y la habilidad para concentrarse.

Este estudio permite dar un mejor entendimiento de la experiencia de las mujeres, infiriendo que en el camino hacia un parto de mínima intervención, las mujeres deben de ser correctamente informadas y empoderadas para la toma de decisiones, y deben recibir cuidados holísticos centrados en la familia para favorecer que el entorno sea lo más adecuado e íntimo posible.

-Si se comparan o discuten los hallazgos de la investigación con los resultados de investigaciones previas. SI. Se comparan con 6 estudios más para apoyar sus hallazgos: parir en casa preserva autonomía y autoridad, tener fe en la competencia de cada uno, habilidad para manipular el entorno a su antojo (iluminación, ventilación, temperatura), estar a cargo de su propia salud (física y mental) dolor = parto natural, que ha de ser controlado más que aliviado.

- Si el investigador justifica estrategias llevadas a cabo para asegurar la credibilidad de los resultados. SI. Aunque pese a llevar a cabo el análisis por 3 investigadores y explicar en profundidad la metodología empleada, los datos son anónimos y no pueden pedir a las mujeres que validen los datos.

- Si se reflexiona sobre las limitaciones del estudio. SI. La validación de los datos está limitada debido a que las aportaciones son anónimas. Están limitados por la incapacidad de atribuir todos los aspectos de la experiencia al entorno de casa ya que no hicieron una comparación con las mujeres que lo planearon en el hospital. Pero recalcan que lo único que pretendían era documentar la experiencia de la mujer que planea un parto en casa. Están limitados porque de la muestra inicial, sólo contestó el 64% (porque hubo matronas que se olvidaron de entregar a las mujeres las encuestas), y de esas, el 82% devolvió la encuesta (formando las 559). Como sólo documentaron aspectos demográficos de manera general, los resultados no pueden ser comparados.

C/ ¿Son los resultados aplicables en tu medio?

10 ¿Son aplicables los resultados de la investigación?

-El investigador explica la contribución que los resultados aportan al conocimiento existente y a la práctica clínica. SI. Estos resultados pueden ayudar a los profesionales de la salud que aconsejen a las mujeres sobre los riesgos y beneficios de esta práctica, ya que este estudio subraya la importancia del valor que las mujeres dan a la capacidad de poder elegir dar a luz en su hogar, y los beneficios asociados mostrados en los resultados.

- Se identifican líneas futuras de investigación. NO. Pero recomiendan la consideración de este estudio en el debate sobre la seguridad del parto en casa.

-El investigador reflexiona acerca de la transferibilidad de los resultados a otros contextos. NO. Aunque el objetivo del estudio es influir en el debate existente sobre los riesgos y beneficios del parto en casa.

Este análisis indica que el rigor, credibilidad y relevancia del estudio son adecuados para su inclusión.

Anexo 4. APLICACIÓN DEL PROGRAMA DE LECTURA CRÍTICA CASPe: Cuando todo parece ir bien: la primera experiencia de parto en un hospital italiano (19)

A/ ¿Los resultados del estudio son válidos? Preguntas "de eliminación"

1 ¿Se definieron de forma clara los objetivos de la investigación?

-¿Queda implícita/explícita la pregunta de investigación? SI. Explorar cómo el ambiente hospitalario influyó en el primer parto de las mujeres italianas.

-¿Se identifica con claridad el objetivo/s de investigación? SI. Explorar cómo viven las mujeres la experiencia de dar a luz, y el trato que reciben en el hospital en el que se desarrolla el estudio.

-¿Se justifica la relevancia de los mismos? SI. Un estudio italiano concluyó que en el 2006, el 99,9% de mujeres daban a luz en hospitales, siendo el 62,6% partos vaginales espontáneos (con o sin inducción). El nacimiento es una experiencia fundamental para la mujer y su familia y se ve afectada por la experiencia de la hospitalización. La relación con el médico puede generar una sensación de pérdida de control y provocar que el cuerpo de la mujer enfatice el dolor y la ansiedad, además, la conformidad con el médico puede ser una estrategia que la mujer hace efectiva cuando renuncia a la autoridad sobre su propio cuerpo y pone su confianza en el médico, que asegura que el parto se desarrollará de la manera más segura, sin amenazas a la salud de la mujer o del recién nacido.

2 ¿Es congruente la metodología cualitativa?

-Si la investigación pretende explorar las conductas o experiencias subjetivas de los participantes con respecto al fenómeno de estudio. **SI.**

-¿Es apropiada la metodología cualitativa para dar respuesta a los objetivos de investigación planteados? **SI.**

3 ¿El método de investigación es adecuado para alcanzar los objetivos?

-Si el investigador hace explícito y justifica el método elegido. **SI.** Estudio fenomenológico para comprender la esencia de las experiencias derivadas del fenómeno de estudio.

¿Merece la pena continuar? SI

Preguntas "de detalle"

4 ¿La estrategia de selección de participantes es congruente con la pregunta de investigación y el método utilizado?

- Hay alguna explicación relativa a la selección de los participantes. SI. Se eligieron 20 mujeres italianas, primerizas con parto espontáneo en el hospital de estudio, y que habían acudido a clases prenatales. Las entrevistas se hicieron durante el postparto mediato.

-Justifica por qué los participantes seleccionados eran los más adecuados para acceder al tipo de conocimiento que requería el estudio. SI. Para responder a la pregunta de investigación se requiere de primerizas italianas.

-El investigador explica quién, cómo, dónde se convocó a los participantes del estudio. NO.

5 ¿Las técnicas de recogida de datos utilizados son congruentes con la pregunta de investigación y el método utilizado?

-**El ámbito de estudio está justificado. SI.** Se aborda a mujeres primerizas que dieron a luz en el hospital donde se realizó el estudio.

-**Si se especifica claramente y justifica la técnica de recogida de datos. SI.** Entrevistas semi-estructuradas con una duración entre 20 y 40 minutos, grabadas y completamente transcritas.

-**Si se detallan aspectos concretos del proceso de recogida de datos (p. ej. elaboración de la guía de entrevista, diseño de los grupos de discusión, proceso de observación). SI.** Durante la entrevista, se tuvo en cuenta el lenguaje corporal de la entrevistada.

-**Si se ha modificado la estrategia de recogida de datos a lo largo del estudio y si es así, ¿explica el investigador cómo y por qué? NO.**

-**Si se explicita el formato de registro de los datos. SI.** Las entrevistas son grabadas y transcritas en su totalidad.

-**Si el investigador alcanza la saturación de datos y reflexiona sobre ello. SI.** Se alcanza la saturación de datos con la décima entrevista, por lo que no se continúa recogiendo datos.

6 ¿Se ha reflexionado sobre la relación entre el investigador y el objeto de investigación (reflexividad)?

-**Si el investigador ha examinado de forma crítica su propio rol en el proceso de investigación, incluyendo sesgos potenciales:**

   - **En la formulación de la pregunta de investigación. NO.**

   - **En la recogida de datos, incluida la selección de participantes y la elección del ámbito de estudio. NO.**

   - **Si el investigador refleja y justifica los cambios conceptuales y metodológicos. NO.**

7 ¿Se han tenido en cuenta los aspectos éticos?

-Si el investigador ha detallado aspectos relacionados con:
-El consentimiento informado. SI. Firmaron un consentimiento informado.

-La confidencialidad de los datos. SI. No se referencian las citas textuales.

-El manejo de la vulnerabilidad emocional. NO PRECISA.

- Si se ha solicitado aprobación de un comité ético. NO.

B/ ¿Cuáles son los resultados?

8 ¿Fue el análisis de datos suficientemente riguroso?

- Si hay una descripción detallada del tipo de análisis y del proceso. SI. Para realizar el análisis de los resultados, leyeron 2 veces los datos, construyeron un marco de codificación, codificaron los datos y examinaron los temas dentro del contexto de la entrevista de cada persona. Fueron analizadas hasta alcanzar la saturación de los datos con las 10 primeras entrevistas, combinando el análisis temático con la comparación constante (Glaser y Strauss, 1967, Strauss y Corbin, 1998). Tras el análisis, se rescataron 3 categorías.

- Si queda claro cómo las categorías o temas emergentes derivaron de los datos. SI.

- Si se presentan fragmentos originales de discurso significativos para ilustrar los resultados y se referencia su procedencia. SI. Se emplean verbatims pero no son referenciados.

- Hasta qué punto se han tenido en cuenta en el proceso de análisis los datos contradictorios.SI. Se han analizado tanto experiencias positivas como negativas.

- Si el investigador ha examinado de forma crítica su propio rol y su subjetividad de análisis. NO.

9 ¿Es clara la exposición de los resultados?

- **Los resultados se exponen de una forma detallada, comprensible. SI.** Surgieron 3 categorías:

<u>Sentirse en control vs confianza en las intervenciones médicas.</u> 1 de las mujeres tuvo epidural, 4 tuvieron parto espontáneo y las otras 6 requirieron inducción. Salvo 1 (desconcertada porque se decidió inducirla al parto sin consultarla), ninguna preguntó por qué se realizaban ciertas acciones (inducción al parto), bajo el pretexto de ser primerizas, y sin tener expectativas prefijadas. Renunciaron al control sobre su cuerpo delegando la responsabilidad y la toma de decisiones al equipo multidisciplinar. Describieron a la matrona como competente, amable, proporcionadora de un cuidado continuo, siendo "una persona más dentro de un ambiente hostil".

<u>Necesidad de soporte durante el parto</u>: todas afirmaron la importancia del rol de la matrona, describiéndola como competente, amable, que oferta un cuidado continuo, "una persona más dentro de un ambiente hostil" dijo una mujer.

<u>La importancia del entorno durante el parto</u>: En el hospital en el que se desarrolló el estudio, las habitaciones eran coloridas, con camas espaciosas, accesorios (pelota suiza, taburetes específicos, baño para parir en el agua...) lo cual recibió positivas calificaciones de las mujeres, destacando la importancia de vivir la experiencia en un lugar que sabes que ofrece diferentes opciones, en contraste con la clásica sala de hospital que no ofrece más que una cama, sin la oportunidad de barajar diferentes tipos de parto.

-Si se comparan o discuten los hallazgos de la investigación con los resultados de investigaciones previas. SI. Otros estudios refieren que las instituciones médicas ven a la embarazada como un cuerpo en el que procedimientos médicos deberían realizarse para restaurar la situación normal. La hospitalización es un procedimiento institucionalizado que tiene a excluir al paciente de la toma de decisiones, convirtiéndolo en pasivo. También reflexionan sobre que, al no tener experiencias previas, las mujeres partían sin expectativas prefijadas, lo que pudo evitar posibles decepciones. No obstante, recomiendan la asistencia a clases prenatales para que las mujeres establezcan unas expectativas realistas.

- Si el investigador justifica estrategias llevadas a cabo para asegurar la credibilidad de los resultados. NO.

- Si se reflexiona sobre las limitaciones del estudio. SI. Al elegir una muestra pequeña se centraron en una parte muy limitada de la experiencia de parto, por la dificultad de abordar diferentes experiencias (cesáreas, malas experiencias...) pero esto les permitió profundizar en la experiencia más común para primerizas con un parto vaginal.

C/ ¿Son los resultados aplicables en tu medio?

10 ¿Son aplicables los resultados de la investigación?

-El investigador explica la contribución que los resultados aportan al conocimiento existente y a la práctica clínica. SI.

Escuchando sus voces han podido realizar algunas indicaciones concretas de intervenciones en las que se tiene en cuenta la individualidad de cada experiencia, mientras que consideran la conexión esencial entre la experiencia y el contexto donde tiene lugar.

Las clases prenatales pueden contribuir a tomar decisiones informadas y a planificar el parto. Son seguramente el mejor medio para dar información que permita a las mujeres definir sus expectativas y expresar sus deseos, si no los tienen claros o si no fuera así, para ver si son posibles. La clase prenatal debe proveer una imagen realista del evento, congruente con las políticas del hospital.

El apoyo proporcionado por las matronas durante el parto se puede realizar mediante su mera presencia y disponibilidad estimular, informar y sugerir.

En estas situaciones, las mujeres se sienten vulnerables y tienen una fuerte necesidad de contacto físico y de cuidados personalizados. Dar información detallada y estimularla a asumir un papel activo durante el parto, crea una situación donde la mujer siente que puede participar en la toma de decisiones y por lo tanto, hacer frente al parto mejor. Aunque siempre hay que tener en cuenta que todo depende de la mujer porque algunas mujeres no quieren asumir un rol activo en su parto y prefieren ser guiadas, lo cual es igual de respetable.

Si a la mujer no se le presentan diferentes opciones para lidiar con el trabajo de parto, el dolor puede ser percibido como más insoportable y puede llevar a una mayor implementación de las intervenciones médicas, como oposición a una búsqueda de técnicas más personalizadas. Como consecuencia, la mujer puede experimentar menor control y mayor pasividad.

A parte de las ventajas técnicas, la mujer necesita un ambiente que la haga sentirse aceptada y que tenga en cuenta su individualidad. Estos factores probablemente no dependan solo de las comodidades del hospital, si no de la calidad de las interacciones.

- **Se identifican líneas futuras de investigación. SI.** De hecho, este es un estudio preliminar integrado en una investigación que envuelve diferentes contextos hospitalarios y diferentes experiencias que les permitirán observar y participar en las interacciones que constituyen el proceso de parto.

-El investigador reflexiona acerca de la transferibilidad de los resultados a otros contextos. SI. Las recomendaciones son útiles para las experiencias de parto en general.

Este análisis indica que el rigor, credibilidad y relevancia del estudio son adecuados para su inclusión.

Anexo 5. APLICACIÓN DEL PROGRAMA DE LECTURA CRÍTICA CASPe:

A " / ¿Los resultados de la revisión son válidos?

Preguntas "de eliminación"

1 ¿Se hizo la revisión sobre un tema claramente definido?

Un tema debe ser definido en términos de: La población de estudio, la intervención realizada y los resultados ("outcomes") considerados. SI. El tema de la revisión consiste en responder a la pregunta de por qué las mujeres con un embarazo de bajo riesgo experimentan menos intervenciones bajo la atención de una matrona con respecto a la atención de un médico.

2 ¿Buscaron los autores el tipo de artículos adecuado?

El mejor "tipo de estudio" es el que: se dirige a la pregunta objeto de la revisión y tiene un diseño apropiado para la pregunta. SI. Se buscan artículos cualitativos relacionados con el tema a investigar. Para ello, incluyeron estudios cualitativos que describieran o analizasen el cuidado dirigido por la matrona intraparto, publicados o terminados entre 1980 y 2010, escritos en inglés y excluyendo artículos de opinión. Los artículos con los que trabajaron incluyen temas como: cómo las matronas estructuran su trabajo, el encuentro entre la matrona y la embarazada en el parto, describir percepciones de mujeres y en comparación con otro parto en hospital...

¿Merece la pena continuar? SI

Preguntas detalladas

3 ¿Crees que estaban incluidos los estudios importantes y pertinentes?

- Qué bases de datos bibliográficas se han usado. MIDIRS, ASSIA, MEDLINE, CINAHL, BNI, AMED y EMBASE.

- Seguimiento de las referencias. No se realiza el seguimiento de las referencias, siendo una limitación.

- Contacto personal con expertos. SI. Contactaron con expertos en el campo a través de internet, pidiendo artículos no publicados al respecto.

- Búsqueda de estudios no publicados. Si, solicitándolos a sus autores a través del correo electrónico.

- Búsqueda de estudios en idiomas distintos del inglés. NO, suponiendo una limitación.

4 ¿Crees que los autores de la revisión han hecho suficiente esfuerzo para valorar la calidad de los estudios incluidos? SI.

Tras obtener 5.733 estudios, aplicar los criterios de exclusión, rescatarlos a texto completo y leerlos con detenimiento, se quedaron 11 artículos cualitativos. Para evaluar los estudios, los graduaron (Downe et al, 2007) de la A (artículos sin fallos metodológicos o escasos, y por lo tanto con alta credibilidad, transferibilidad, confirmabilidad y confiabilidad) a la D (con fallos significantes que comprometen la credibilidad, transferibilidad, confirmabilidad y confiabilidad de los estudios). Tan sólo aceptaron artículos con una graduación de A, B y C, quedándose por lo tanto, con aquellos sin fallos o cuya credibilidad, transferibilidad, confianza y confirmabilidad no estaban comprometidos.

5 Si los resultados de los diferentes estudios han sido mezclados para obtener un resultado "combinado", ¿era razonable hacer eso?

- Los resultados de los estudios eran similares entre sí. SI. Los artículos empleados en esta revisión comprenden diversos temas como por ejemplo: cómo las matronas estructuran su trabajo, el encuentro entre la matrona y la embarazada en el parto, describir percepciones de mujeres y compararlas con el parto en el hospital... En general, todos los estudios describen la importancia del empoderamiento y autonomía de la mujer, mediada principalmente a través de las relaciones, la importancia del control percibido por la mujer y de la capacidad de elección (toma de decisiones). Los estudios critican el nacimiento institucionalizado en hospitales y la hegemonía profesional que parece ser, despoja a la mujer de su dignidad, autonomía y empoderamiento, características a las que recogieron bajo la palabra "agency".

- Los resultados de todos los estudios incluidos están claramente presentados. SI. A través de tablas, figuras y en la discusión.

- Están discutidos los motivos de cualquier variación de los resultados. NO PRECISA

B/ ¿Cuáles son los resultados?

6 ¿Cuál es el resultado global de la revisión?

<u>Beneficios para las mujeres:</u>
Las mujeres consideran esencial el establecimiento de una relación empática y de apoyo con la matrona para llegar a una experiencia positiva. Además, la empatía, cuando la matrona esta física y emocionalmente presente, lleva a las mujeres a una mayor autonomía y al empoderamiento, pasando a no ser indispensable la presencia física continua, si no la disponibilidad. Destaca la oposición entre ser aconsejada y forzada.

<u>Comunicación problemática en las unidades de acogida, choque de modelos:</u>

Las mujeres que habían parido tanto en salas tradicionales de parto como en clínicas, referencian las diferencias entre las unidades dirigidas por matronas y las convencionales salas de parto.

Clínicas de maternidad: son descritas como hogareñas, similares a un hotel agradable. Los profesionales son agradables, respetuosos, sin aires de superioridad (se ponen a su nivel), cuentan con su opinión, tomando parte de la toma de decisiones.

Hospitales: Culturalmente se asocia hospital a enfermedad, riesgo, patología, miedo, y centrado en la intervención. Destaca la falta de privacidad, donde realizan intervenciones sin tener en cuenta la opinión de las mujeres. Simbiosis del binomio Riesgo + medicalización, ya que se refuerzan mutuamente aunque no tengan que ver. Se considera a las madres como "fábricas de bebés", donde el imperativo de "procesar"a la mujer domina sobre el cuidado. Llevan a la despersonalización de las mujeres, y a un sentimiento de autoculpa cuando la realidad no se ajusta a sus expectativas.

Mayor empoderamiento para las matronas:
En los hospitales la práctica clínica suele estar establecida y regulada por protocolos, limitando la actuación de las matronas. Una explicación al por qué las unidades lideradas por matronas en embarazos de bajo riesgo resultan en un menor trabajo de parto e intervenciones, está relacionado con que en los hospitales, aunque las matronas son las principales cuidadoras de estos partos, se emplea un umbral más bajo para las intervenciones por las presiones de la institución para "sacar adelante" el trabajo. Infiriendo que una tasa menor de intervenciones puede estar asociada a un aumento del "agency" experimentado por las matronas y transmitido a las mujeres, en este tipo de unidades. El tiempo extra que tienen las matronas en los centros de natalidad para construir relaciones con las mujeres también está relacionado con la reducción de las intervenciones. Peores resultados en servicios de maternidad están relacionados con malas comunicaciones o disputas territoriales entre grupos profesionales.

Extraen que el establecimiento de una relación con la madre, ejerce un gran poder sobre la misma, aumentando su empoderamiento. Se refiere que es más fácil alcanzarlo en unidades lideradas por matronas, ya que las matronas tienen mayor autonomía y empoderamiento.

7 ¿Cuál es la precisión del resultado? NO APLICABLE por tratarse de evidencia cualitativa

C/¿Son los resultados aplicables en tu medio?

8 ¿Se pueden aplicar los resultados en tu medio?

- Los pacientes cubiertos por la revisión pueden ser suficientemente diferentes de los de tu área. NO. Al tratarse de estudios realizados en el mundo occidental, las muestras de mujeres pueden ser teóricamente comparables con nuestra población, pero no en práctica debido al tamaño de las muestras, característica de los estudios cualitativos.

9 ¿Se han considerado todos los resultados importantes para tomar la decisión? SI.

10 ¿Los beneficios merecen la pena frente a los perjuicios y costes? SI. Ya que no hay prejuicios, y en lugar de un aumento de los costes, supondría una disminución.

Este análisis indica que los resultados son válidos y aplicables a nuestro entorno, por lo que es un estudio válido para ser incluido en esta revisión.

Bibliografía

(1) Nollan R, Fineout-Overholt E, Stephenson P. Asking compelling clinical questions. Meleyk BM, Fineout-Overholt W. Evidence-based practice in nursing and healthcare Philadelphia: Lippincott Williams and Williams; 2005. p. 25.

(2) Flemming. Chapter 3: Asking answerable questions. En: Cullum N, Ciliska D, Haynes RB, Marks S. Evidence-based nursing. An introduction. Blackwell publishing. Oxford, 2008. p18-23.

(3) Larkin P, Begley CM, Devane D. Women's experiences of labour and birth: an evolutionary concept analysis. Midwifery 2009;25(2):e49-e59.

(4) Catling-Paull C, Dahlen H, Homera C. Multiparous women's confidence to have a publicly-funded homebirth: A qualitative study. 2010; Women and Birth (2011) 24, 122—128.

(5) Parto en el agua, ventajas y beneficios: direcciones de parto en el agua. 2012; Disponible en: http://www.crecerfeliz.es/Parto-y-Maternidad/El-parto/parto-en-el-agua2/Direcciones-de-parto-en-el-agua.

(6) Keating A, Fleming VEM. Midwives' experiences of facilitating normal birth in an obstetric-led unit: a feminist perspective. Midwifery 2009;25(5):518-527.

(7) Cosans C. The Meaning of Natural Childbirth. Perspectives in Biology & Medicine 2004 Spring2004;47(2):266-272.

(8) McGrath P, Phillips E, Vaughan G. Vaginal birth after Caesarean risk decision-making: Australian findings on the mothers' perspective. Int J Nurs Pract 2010;16(3):274-281.

(9) Fenwick J, Staff L, Gamble J, Creedy DK, Bayes S. Why do women request caesarean section in a normal, healthy first pregnancy? Midwifery 2010;26(4):394-400.

(10) Hodnett ED, Gates S, Hofmeyr GJ, Sakala C, Weston J. Continuous support for women during childbirth. Cochrane

Database of Systematic Reviews 2011, Issue 2. Art. No.: CD003766. DOI: 10.1002/14651858.CD003766.pub3.

(11) Kemp J, Sandall J. Normal birth, magical birth: the role of the 36-week birth talk in caseload midwifery practice. Midwifery 2010;26(2):211-221.

(12) Elmir R, Schmied V, Wilkes L, Jackson D. Women's perceptions and experiences of a traumatic birth: a meta-ethnography. J Adv Nurs 2010;66(10):2142-2153.

(13) Cullum N. Evidence-based nursing: An introduction. Cullum, N. (2008). Evidence-based nursing: An introduction. Oxford: Malden, MA: Blackwell Pub./BMJ Journals/RCN Pub 2008 Oxford: Malden, MA: Blackwell Pub./BMJ Journals/RCN Pub.

(14) Cabello, J.B. por CASPe. Plantilla para ayudarte a entender una Revisión Sistemática. En: CASPe. Guías CASPe de Lectura Crítica de la Literatura Médica. Alicante: CASPe; 2005. Cuaderno I. p.13-17.

(15) Cano Arana, A., González Gil, T., Cabello López, J.B. por CASPe. Plantilla para ayudarte a entender un estudio cualitativo. En: CASPe. Guías CASPe de Lectura Crítica de la Literatura Médica. Alicante: CASPe; 2010. Cuaderno III. p.3-8.

(16) Chia-Jung Wu NO, Ue-Lin Chung. The Decision-Making Experience of Mothers Selecting Waterbirth. Journal of Nursing Research (Taiwan Nurses Association) 2003 12;11(4):261-267.

(17) Dahlen HG, Barclay LM, Homer CSE. The novice birthing: theorising first-time mothers' experiences of birth at home and in hospital in Australia. Midwifery 2010 02;26(1):53-63.

(18) Janssen PA, Henderson AD, Vedam S. The experience of planned home birth: views of the first 500 women. Birth 2009;36(4):297-297.

(19) Cipolletta S, Balasso S. When everything seems right: the first birth experience of women in an Italian hospital. Journal of Reproductive & Infant Psychology 2011 08;29(4):374-381.

(20) Denis Walsh, Declan Devane. A Metasynthesis of Midwife-Led Care. Qual Health Res 2012;22(7):897--910.

(21) Larissa Silva Mandarano da, Barbieri Márcia, Fustinoni Suzete María. Vivenciando una experiência em um da parturição Modelo asistencial Humanizado. Rev. bras. enferm. [Revista en la Internet]. 2011 Feb [citado 2013 Mar 09]; 64 (1): 60-65. Disponible en: http://www.scielo.br/scielo.php?script=sci_arttext&pid=S0034-71672011000100009&lng=en.http://dx.doi.org/10.1590/S0034-71672011000100009.

(22) Alves Monteiro, Lima Tavares. La práctica por parte del grupo de embarazadas en el aspecto de humanización del parto. RENE. Fortaleza, v. 5, n. 2: 73-78, jul./dez.2004.

(23) Janssen PA, Saxell L, Page LA, Klein MC, Liston RM, Lee SK. Outcomes of planned home birth with registered midwife versus planned hospital birth with midwife or physician. CMAJ : Canadian Medical Association journal = journal de l'Association medicale canadienne 2009;181(6-7):377-383.

(24) Kirby RS, Frost J. Maternal and newborn outcomes in planned home birth vs planned hospital births: a metaanalysis. Obstet Gynecol 2011;204(4):e16; author reply e18-e16.

(25) Howarth AM, Swain NR, Treharne GJ. First-time mothers' perspectives on relationships with and between midwives and doctors: insights from a qualitative study of giving birth in New Zealand. Midwifery 2012;28(4):429-494.

(26) Decreto pro el que se regula el ejercicio de la libertad de elección de médico de familia, pediatra y enfermero en Atención Primaria, Hospital y médico en Atención Especializada en el Sistema Sanitario Público de la Comunidad de Madrid. Decreto 51/2010, de 29 de julio. BOCM (9-8-2010).

(27) Ley de libertad de elección en la sanidad de la Comunidad de Madrid. Ley 6/2009, de 16 de noviembre. BOCM (8-11-2009).

(28) Cipolletta S, Sperotto A. From the hospital organisation to the childbirth practice: Italian women's experiences. Journal of Reproductive & Infant Psychology 2012 07;30(3):326-336.

(29) Zeldes K, Norsigian J. Encouraging Women to Consider a Less Medicalized Approach to Childbirth Without Turning Them Off: Challenges to Producing Our Bodies, Ourselves: Pregnancy and Birth. Birth: Issues in Perinatal Care 2008 09;35(3):245-249.

(30) Anim-Somuah M, Smyth R, Howell C. Analgesia epidural versus no epidural o ninguna analgesia para el trabajo de parto (Revisión Cochrane traducida). En: La Biblioteca Cochrane Plus, 2008 Número 4. Oxford: Update Software Ltd. Disponible en: http://www.update-software.com.

(31) Hidaka R, Callister L, Clark. Giving Birth With Epidural Analgesia: The Experience of First-Time Mothers. J PERINAT EDUC 2012 2012;21(1):24-35.

(32) Moscucci O. Holistic obstetrics: the origins of 'natural childbirth' in Britain. Postgrad Med J 2003 03;79(929):168.

(33) Mansfield B. The social nature of natural childbirth. Soc Sci Med 2008 03;66(5):1084-1094.

(34) Ramvi E, Tangerud M. Experiences of women who have a vaginal birth after requesting a cesarean section due to a fear of birth: a biographical, narrative, interpretative study. Nurs Health Sci 2011;13(3):269-274.

(35) Grupo de trabajo de la Guía de Práctica Clínica sobre Atención al Parto Normal. Guía de Práctica Clínica sobre la Atención al Parto Normal. Plan de Calidad para el Sistema Nacional de Salud del Ministerio de Sanidad y Política Social. Agencia de Evaluación de Tecnologías Sanitarias del País Vasco (OSTEBA). Agencia de Evaluación de Tecnologías Sanitarias de Galicia (Avalia-t). 2010. Guías de Práctica Clínica en el SNS: OSTEBA Nº 2009/01

(36) Ministerio de Sanidad y Consumo; Observatorio de Salud de la Mujer y del Sistema Nacional de Salud. Estrategia de atención al parto normal en el Sistema Nacional de Salud; [monografía en Internet]. Madrid: Ministerio de Sanidad y Consumo. 2007 [citado 7 Mar 2013]. Disponible en:

www.msc.es/organizacion/sns/planCalidadSNS/pdf/excelencia/aten
cionParto/estrategiaPartoEnero2008.pdf

(37) Maceira Rozas MC, Salgado Barreira A, Atienza Merino G. La asistencia al parto de las mujeres sanas: estudio de variabilidad y revisión sistemática. Plan de Calidad para el Sistema Nacional de Salud del Ministerio de Sanidad y Política Social. Axencia de Avaliación de Tecnoloxías Sanitarias de Galicia; 2007. Informes de Evaluación de Tecnologías Sanitarias: avalia-t N°. 2007 / 03.

(38) Nieto-González, Leslie Arandy, Romero-Quiroz, María de los Ángeles, Córdoba-Ávila, Miguel Ángel, Campos-Castolo, Mahuina. Percepción del trato digno por la mujer embarazada en la atención obstétrica de enfermería. Conamed. 2011; 16(supl 1): S5-S12

(39) Janssen PA, Ryan EM, Etches DJ, Klein MC, Reime B. Outcomes of planned hospital birth attended by midwifes compared with physicians in British Columbia. Birth 2007; 34: 140-7.